DES RECHUTES

DE LA

FIÈVRE TYPHOÏDE

PAR

A. SERRES,

Docteur en médecine de la Faculté de Paris,
Ancien interne de l'Hôtel-Dieu de Toulon-sur-mer.

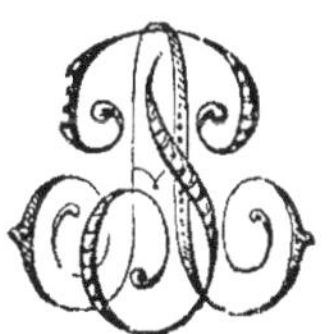

PARIS

A. PARENT, IMPRIMEUR DE LA FACULTÉ DE MÉDECINE

RUE MONSIEUR-LE-PRINCE, 31.

1874

DES RECHUTES

DE LA

FIÈVRE TYPHOÏDE

PAR

A. SERRES,

Docteur en médecine de la Faculté de Paris,
Ancien interne de l'Hôtel-Dieu de Toulon-sur-mer.

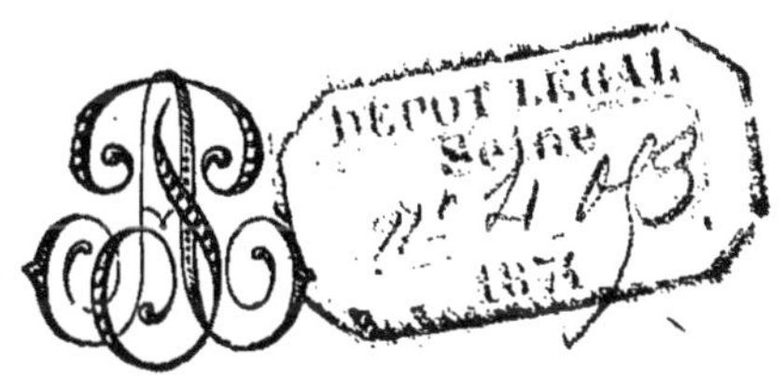

PARIS

A PARENT, IMPRIMEUR DE LA FACULTÉ DE MÉDECINE
RUE MONSIEUR-LE-PRINCE, 31.

—

1874

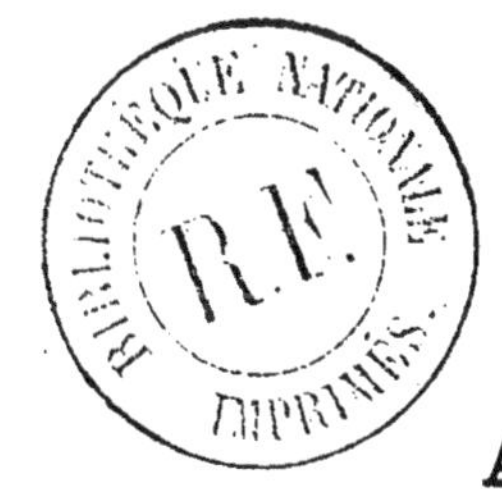

DES RECHUTES

LA FIÈVRE TYPHOÏDE

Les rechutes de la fièvre typhoïde consistent dans une seconde manifestation, après quelques jours d'une amélioration bien marquée, de la plupart des symptômes appartenant à cette fièvre.

Pourquoi avons-nous donné le nom de rechutes à ces secondes manifestations de la fièvre typhoïde? Pourquoi ne pas les appeler récidives, comme l'ont voulu certains auteurs?

Si l'on consulte les Traités de pathologie générale, on trouve les définitions suivantes de ces deux termes : « On nomme rechute la réapparition d'une maladie qui vient de se terminer, et dont la convalescence n'est pas achevée. On doit entendre par récidive le retour d'une même maladie après l'entier rétablissement du sujet. »

Ces mots ont donné lieu à une discussion dans la séance de la Société médicale des Hôpitaux, du 24 décembre 1869. Un des membres de la Société, signalant une épidémie de fièvre typhoïde qu'il observait en ce moment, et qui lui avait permis de voir deux cas remarquables de ce qu'il appelait récidives de la maladie, un de ses collègues proposa de remplacer ce mot, dans le cas dont il était parlé, par celui de rechute, et tous les membres de la Société qui prirent part à la discussion furent de cet avis.

Nous fondant sur l'opinion de ces médecins, et les définitions des Traités de pathologie générale, nous croyons avoir raison d'appliquer, dans la question qui nous occupe, le mot de rechute, de préférence au mot de récidive, à ces secondes attaques de la dothiénentérie.

HISTORIQUE.

Les rechutes de la fièvre typhoïde n'ont pas été l'objet d'une étude approfondie.

Nous avons consulté les auteurs qui ont écrit des ouvrages remarquables sur cette maladie ; nous avons lu les Traités de MM. Chomel, Andral, Louis, Bouillaud, Forget, et nulle part nous n'avons trouvé d'observations de rechute de la fièvre typhoïde.

Plusieurs de ces médecins, sans nier d'une manière positive ce qu'ils appellent les récidives de l'affection typhoïde, n'en ont cependant observé aucun cas.

Voici ce que dit Chomel (fièvre typhoïde, clinique médicale, t. I, 1834) : « L'affection typhoïde n'affecte qu'une seule fois le même individu. C'est ce qui résulte de tous les faits recueillis jusqu'à ce jour ; mais il ne serait pas étonnant que l'on rencontrât des exemples de récidive de cette maladie. » Sur 134 individus que ce savant médecin a interrogés, il n'en est pas un dont le rapport puisse faire présumer qu'il ait déjà eu cette affection.

Louis affirme que l'affection typhoïde n'atteint le même individu qu'une seule fois dans sa vie.

Forget, fondant son opinion sur la non-destruction de quelques-unes des plaques de Peyer, qui plus tard deviendraient malades, admet la possibilité de ce qu'il appelle la récidive. MM. Valleix, Bouillaud, Gendron et d'autres auteurs pensent qu'on ne peut être atteint qu'une fois par la dothiénentérie.

Sur cette même question, M. le professeur Grisolle dit dans son Traité de pathologie interne : « Il paraît aujourd'hui démontré que la fièvre typhoïde n'affecte qu'une seule fois le même individu. Je ne crois pas qu'on ait jusqu'à présent observé un cas de récidive bien authentique.

MM. Rillet et Barthez sont les premiers qui se soient occupés en France des rechutes de la fièvre typhoïde. Dans leur Traité sur les maladies des enfants, ils citent deux observations de récidive de la fièvre typhoïde. Le mot de rechute conviendrait mieux, en raison du peu d'intervalle qui a séparé les deux maladies. Les auteurs font précéder les observations des remarques suivantes : « La dothiénentérie, disent-ils, est une maladie essentiellement continue, et sauf quelques alternatives d'amélioration ou d'aggravation, elle suit ses périodes accoutumées. Nous avons cependant observé chez trois enfants une récidive survenue après guérison complète. Des trois malades dont il s'agit, deux étaient âgés de 11 ans, et un de 13 ans. Chez deux d'entre eux, la maladie s'était montrée sous forme bénigne ; le troisième avait été gravement atteint. Aucune cause ne put expliquer la réapparition des symptômes typhoïdes. La convalescence avait été franche, et nous avions gardé les deux malades plusieurs jours dans les salles depuis leur guérison. »

Trousseau, dans sa Clinique médicale de l'Hôtel-Dieu, n'admet ni les rechutes, ni les récidives de la fièvre typhoïde. Le motif qui l'engage à ne point croire à leur existence, c'est que dans l'autopsie qu'il a eu l'occasion de faire d'un individu qui avait présenté deux affections successives de la dothiénentérie, il n'a pas trouvé dans l'intestin des lésions nouvelles qui auraient été pour lui une preuve convaincante d'une seconde manifestation de la maladie. Voici ce qu'il dit à ce propos : « Pour expliquer les recrudescences de la fièvre typhoïde, et les éruptions cutanées successives, il semblerait que le virus morbide n'ait pas épuisé toute son action dans une première explosion, et que l'économie n'ait pu s'en débarrasser qu'après des efforts répétés. Ce ne sont pas là des rechutes, encore moins des récidives : c'est toujours la même maladie dont les accidents, momentanément interrompus, se répètent sous l'influence de la même cause morbifique qui les a occasionnés. Quoique l'appareil symptomatique soit au complet, quoique l'éruption cutanée se reproduise, la lésion caractéristique de l'intestin ne se renouvelle pas. Chez le malade dont il vient d'être question, nous ne trouvons que des ulcérations cicatrisées et aucune trace d'éruption intestinale nouvelle. »

Pour réfuter l'opinion de Trousseau, je n'aurai qu'à reproduire la critique qu'en fait Murchison, dans son Traité des fièvres continues : «Trousseau, dit cet auteur, nie les nouvelles lésions des intestins dans la rechute de la fièvre typhoïde, et, regardant ces lésions comme l'éruption spécifique, il prétend que ce ne sont pas là de véritables rechutes; mais Trousseau est seul de cette opinion. » Les observations de Stewart, Griesinger, Thierfelder, Wunderlich, Peacock et H. Weber, sont entièrement concordantes pour la réfuter. Tous les auteurs qui ont eu l'occasion de faire l'autopsie d'individus ayant succombé à des rechutes de la fièvre typhoïde, ont constaté des lésions récentes des glandes intestinales.

En 1864 parut, pour la première fois, à la Faculté de Paris, une thèse sur ce sujet. Son auteur, M. Michel, fait dans son ouvrage un relevé des observations qui ont été publiées sur la rechute de la fièvre typhoïde, et cite quelques observations nouvelles.

Telle était la question lorsque la Société médicale des hôpitaux s'en occupa dans sa séance du 24 décembre 1869. La plupart de ses membres assurèrent avoir eu l'occasion d'observer dans leur longue pratique médicale quelques cas de rechute de la fièvre typhoïde. M. Constantin Paul lut à la Société un mémoire sur cette question. Dans ce mémoire il s'est surtout appliqué à faire connaître la marche de la température dans la rechute. Voilà l'exposé de tout ce qui a été écrit soit en France, soit à l'étranger, sur le sujet que nous allons traiter.

GENÈSE ET ÉTIOLOGIE.

La cause de ces rechutes de la fièvre typhoïde est difficile à trouver. Trousseau admet que le virus morbide n'a pas terminé toute son action dans une première explosion, et que l'économie ne peut s'en débarrasser qu'après des efforts répétés. Presque tous les auteurs attribuent les rechutes à des écarts de régime, et surtout à l'indigestion si difficile à éviter à cause de l'appétit vorace qu'ont les convalescents de fièvre typhoïde. Griesinger cite l'observation d'un enfant qui, ayant pendant la convalescence de fièvre typhoïde mangé des poires vertes, eut une rechute qui se termina par la mort. Murchison et Triefelder affirment qu'ils n'ont jamais pu attribuer à de pareilles causes les rechutes de leurs malades. Chez ceux dont nous citons les observations à la fin de cet ouvrage, nous ne pûmes découvrir le motif de leur seconde attaque de la dothiénentérie.

Les rechutes se produisent dans les cas légers comme dans les cas graves. On a signalé leur fréquence dans les fièvres typhoïdes dont la convalescence a été anticipée, et dont la première attaque a été de courte durée.

L'âge et le sexe n'ont aucune influence sur elles. On les observe le plus souvent chez des malades âgés de 15 à 25 ans, parce que c'est à cet âge qu'on est le plus souvent atteint par l'affection typhoïde. Le plus jeune des malades cités par Murchison était âgé de 5 ans, et le plus âgé de 44.

On a constaté les rechutes chez autant d'hommes que de femmes.

Elles sont plus fréquentes en automne et en hiver que pendant les autres saisons de l'année. Murchison les croit plus nombreuses en automne, Greisinger en hiver. Je me range à l'avis de ces auteurs, car c'est pendant ces deux saisons que j'ai observé le plus de cas de fièvres typhoïdes à rechutes.

ANATOMIE PATHOLOGIQUE.

Dans les rechutes de la fièvre typhoïde, l'autopsie permet de constater, à côté de récentes altérations anatomiques, la présence de cicatrices, vestiges d'altérations anciennes.

Serres.   2

Le malade qui fait le sujet de notre troisième observation mourut. A l'autopsie on constata deux variétés très-distinctes dans les ulcérations, dont les plaques de Peyer étaient le siège. Les premières (et c'étaient les plus nombreuses) étaient saillantes, à contours inégalement frangés, avec un bourrelet périphérique, de couleur rouge vineux, se dégradant peu à peu pour se perdre dans l'injection circonvoisine. Elles présentaient un fond jaunâtre, granuleux et mou, limité par un bord légèrement taillé à pic. La marge de la valvule de Bauhin en était criblée. Ces ulcérations s'étaient produites pendant la rechute.

Les secondes plus âgées, déjà parvenues à la période de cicatrisation étaient peu saillantes, assez molles au toucher, sans villosités et à fond blanchâtre. On les trouvait en petit nombre sur la valvule iléo-cæcale et elles étaient encore plus rares dans le reste de l'intestin grêle. Ces ulcérations dataient de la première attaque de la maladie.

Trousseau est le seul auteur français qui relate une autopsie faite chez un individu qui a succombé à une rechute de la fièvre typhoïde. Chose remarquable, il ne trouva dans l'intestin que des ulcérations intestinales en grande partie cicatrisées ; ce qui lui fit nier l'existence de ces rechutes. Sur ce point il est en désacord avec tous les auteurs anglais et allemands, Murchison Vunderlich, Triefelleder et Veber, qui tous ont eu l'occasion de faire des autopsies dans le cas dont il s'agit, et qui tous ont trouvé des lésions récentes, coïncidant avec la rechute à côté d'ulcérations plus anciennes et déjà cicatrisées.

Murchison dit dans son Traité des fièvres continues : « L'autopsie fait découvrir les altérations récentes produites pendant la rechute à côté des cicatrices des ulcérations datant de la première attaque. Mais comme il n'y a que les glandes restées saines lors de la première infection qui se trouvent lésées dans la seconde, les lésions récentes sont moins étendues que celles que produit la première attaque de la fièvre typhoïde. »

Dans son traité des maladies infectieuses, Griesinger s'exprime ainsi : « On trouve lorsqu'on a l'occasion de faire l'autopsie, à côté d'ulcères existants, souvent en voie de cicatrisation ou complètement guéris, une infiltration glandulaire tout à fait récente, tantôt étendue, tantôt limitée, tantôt molle, tantôt dure. Il se peut aussi que ce processus occupe le gros intestin exempt d'altérations auparavant, et ces récidives peuvent même avoir lieu deux fois. Les glandes mésentériques présentent en partie une infiltration récente, et en partie les ulcérations appartenant au processus plus ancien tels que pigmentation, ramollissement, etc.

Wunderlich dit (1) que lorsque la rechute de la fièvre typhoïde se termine par la mort, on peut constater sur le cadavre les vestiges des lésions

(1) Wunderlich (Archiv. fur phisiolog. Heilkunde, 1858), p. 294.

locales produites pendant la première attaque et à côté d'elles, la présence d'ulcérations nouvelles en voie de formation, appartenant à la récidive.

NOMS des auteurs.		AGE des malades	SEXE.	Durée de la première attaque.	Durée de la convalescence.	Durée de la seconde attaque.	JOUR (1) de l'apparition des taches rosées lenticulaires dans la rechute.
Killiet et Barthez.	1	11 ans.	H	30 jours.	14 jours.	20 jours.	Non indiqué.
»	2	11 »	H	19 »	15 »	10 »	Id.
Barbrau.	1	30 »	F	25 »	15 »	16 »	5e jour.
»	2	22 »	F	23 »	12 »	18 »	6e »
»	3	25 »	H	20 »	10 »	15 »	11e »
Triefelder.	1	23 »	F	21 »	7 »	13 »	4e »
»	2	19 »	F	40 »	5 »	22 »	Pas de taches.
»	3	22 »	F	31 »	9 »	20 »	2e jour.
»	4	21 »	H	25 »	5 »	10 »	8e »
»	5	30 »	H	45 »	10 »	25 »	5e »
»	6	20 »	H	20 »	8 »	15 »	6e »
»	7	17 »	H	40 »	10 »	20 »	9e »
Hirsch.	1	14 »	H	18 »	4 »	30 »	Pas indiqué.
Stewart.	1	17 »	H	30 »	2 »	22 »	3e et 5e jour.
»	2	22 »	F	20 »	5 »	4 »	Pas indiqué.
»	3	21 »	H	23 »	17 »	5 »	1er jour.
Jenner.	1	20 »	F	32 »	12 »	13 »	Pas indiqué.
Moynier.	1	24 »	F	20 »	11 »	11 »	2e jour.
Heuvrey.	1	20 »	H	20 »	10 »	10 »	5e »
Michel.	1	30 »	F	20 »	21 »	16 »	11e »
Murchison	1	25 »	H	37 »	10 »	14 »	Pas indiqué.
»	2	15 »	F	26 »	14 »	11 »	Id.
»	3	16 »	F	36 »	16 »	13 »	Id.
»	4	5 »	H	22 »	14 »	10 »	Id.
»	5	14 »	H	39 »	9 »	10 »	Id.
»	6	14 »	H	21 »	14 »	15 »	Id.
»	7	15 »	H	21 »	14 »	14 »	Id.
»	8	44 »	H	34 »	15 »	10 »	Id.
»	9	19 »	F	24 »	14 »	16 »	Id.
»	10	? »	F	14 »	10 »	12 »	Id.
Serres.	1	23 »	H	17 »	8 »	7 »	3e jour.
»	2	17 »	H	40 »	13 »	49 »	4e »
»	3	16 »	H	13 »	8 »	18 »	5e »

(1) Ce jour est compté à partir du moment où se manifestent les symptômes de la rechute.

SYMPTOMES, FORME, DURÉE.

Dans les cas de rechute dont j'ai fait l'exposé dans le tableau précédent, la durée moyenne de la première attaque a été de 25 jours ; celle de la convalescence, calculée depuis le jour de la terminaison du cycle fébrile, a été de 9 jours. C'est donc vers le 34e jours environ de la maladie que commence la seconde attaque de la fièvre ty-phoïde.

Elle débute identiquement de la même façon que l'affection primitive, c'est-à-dire que le malade éprouve de la céphalalgie, du malaise, de l'abattement, du vertige et des tintements d'oreilles ; en même temps il a des épistaxis, de la diarrhée et des vomissements. La pression sur la fosse iliaque droite détermine des gargouillements. Le gonflement de la rate se reproduit et cause au malade une vive douleur dans la région splénique. La congestion pulmonaire apparaît de nouveau. Le type de la maladie se conserve également, et dans plusieurs cas la similitude est complète au point de reproduire trait pour trait les symptômes de la première maladie. Cela tient, d'après l'opinion de M. Charcot, à ce que chacune des formes de la dothiénentérie semble être l'apanage de telle ou telle constitution ; les individus à système nerveux impressionnable étant susceptibles de contracter surtout une fièvre

ataxique, les individus pléthoriques ou lympha-
tiques une fièvre adynamique. Quant à l'influence
de la forme elle-même sur la récidive, il n'y a
rien de précis à noter; seulement la forme adynamique étant la plus fréquente, on s'explique
pourquoi les rechutes la revêtent en si grand
nombre.

Le symptôme le plus important à noter, c'est
une nouvelle éruption de taches rosées, lenticulaires qui peuvent être plus abondantes que dans
la première attaque. Leur apparition frappe le
plus l'esprit du médecin, d'abord parce qu'elle
est assez constante, ensuite parce qu'elle suffit
pour caractériser le diagnostic. Ce symptôme a
été étudié avec beaucoup de soin.

A quel jour réapparaissent ces taches? Dans les
cas où elles ont été notées nous avons trouvé des
chiffres variables. L'éruption s'est montrée les
premier, deuxième, troisième jours (Stewart,
Moynier), ou bien les quatrième, cinquième et
sixième jour (Rilliet et Barthez, Barbrau, Serres),
ou encore les huitième, neuvième et dizième
jour (Triefelder, Michel).

On peut voir dans le tableau qui précède l'indication exacte de l'époque où ces taches ont
paru. Cet exanthème peut ne pas se produire
pendant la rechute, mais cela est fort rare.
Triefelder est le seul auteur qui cite un cas dans
lequel il n'a pas paru. Mais par contre, cette éruption lenticulaire peut se manifester plusieurs fois.
Dans le premier cas de Stewart, on remarque

qu'il s'est présenté trois éruptions à des distances
notables l'une de l'autre. La première s'est faite
dans l'attaque primitive, la seconde au troisième
jour, la troisième au quinzième jour de la rechute. En lisant l'observation de cet auteur, on
constate qu'entre ces deux dernières éruptions le
malade a eu une période d'amélioration, nous
dirons presque de convalescence, ce qui nous
porterait à croire qu'il a eu deux rechutes, fait
dont une observation a été rapportée.

La marche de la température dans la rechute
fournit un symptôme dont la valeur est considérable. Cette marche est caractéristique. Elle res-
semble complètement à celle qui caractérise la
première attaque de la fièvre typhoïde. L'ascension n'est pas brusque; elle est graduelle et
constante, c'est-à-dire que malgré la rémission
du matin la chaleur du jour dépasse d'une quantité notable celle du jour précédent. Le thermomètre s'élève en général d'un degré et demi par
jour; mais comme la rémission du matin est en
moyenne d'un demi-degré, la différence effective
d'un soir au soir précédent n'est que d'un degré.
La ligne thermique offre ainsi une ascension graduelle, régulière, de cinq dixièmes de degré. Les
chiffres suivants représentent la marche de la
température que nous avons observée au début
d'une rechute :

Premier jour au matin. 37,0
    —   au soir. 38.8
Deuxième jour au matin. 38,1
    —   au soir. 39,5
Troisième jour au matin. 39,2
    —   au soir. 39,6
Quatrième jour au matin 38,5
    —   au soir. 40,4

On le voit, la température a atteint son maximum le soir du quatrième jour; c'est ce qui arrive au début de toute fièvre typhoïde. Le second processus morbide étant moins grave et d'une durée moindre que l'infection première, la période d'état est très-courte. Au bout de trois ou quatre jours surviennent de grandes rémissions matinales, après lesquelles la température vespérale tombe brusquement et redevient normale.

La durée moyenne de la seconde attaque de la fièvre typhoïde est de 15 jours.

DIAGNOSTIC.

Le diagnostic du début de la rechute n'est pas facile à établir, parce que alors les symptômes qu'accuse le malade n'ont pas une valeur assez grande. Pouvons-nous en effet diagnostiquer une rechute en trouvant chez un malade de la céphallagie, de l'abattement, des vertiges, de la diarrhée et de la fièvre? Nous ne le pouvons pas, car ces symptômes se manifestent souvent sans cause appréciable. Ce n'est qu'au bout de quelques jours que l'on peut poser un diagnostic certain.

Le jour où l'on voit réapparaître les taches lenticulaires, on peut affirmer que l'on a affaire à
une rechute, c'est le seul symptôme pathogno-
monique. Le thermomètre est encore pour le
médecin un auxiliaire précieux dans le cas dont
il s'agit. En effet, il lui fait connaître la marche
de la température, et cela suffit pour lui faire sa-
voir s'il est en présence soit d'une recrudescence,
soit d'une complication, soit d'une rechute de la
maladie.

M. Constantin Paul (1) dans un mémoire qu'il
a lu à la Société médicale des hôpitaux (séance
du 24 décembre 1869), a exposé la marche que
suit la température, selon qu'on a affaire à l'un
de ces cas. « Lorsqu'une recrudescence a lieu,
dit cet auteur, pendant la convalescence de la
dothiénentérie, la température s'élève pendant
un jour ou deux et baisse les jours suivants avec
rapidité, à tel point qu'elle peut atteindre la normale en 48 heures. Le thermomètre donne la
mesure exacte de cette récrudescence et permet de voir si cette exacerbation n'est pas le fait
d'une affection nouvelle. Quand il y a simple
recrudescence, l'exacerbation de la maladie conserve le type rémittent très-accusé, type dont le
thermomètre indique bientôt la diminution d'intensité alors que les phénomènes ordinaires de
la maladie ne permettent pas de l'apercevoir.

Lorsqu'il s'agit d'une complication les choses

(1) Union médicale, 1870.

ne se passent pas de la même façon ; nous voyons alors la température s'élever à une hauteur plus grande que celle qu'elle atteint dans les recrudescences, et s'y maintenir pendant toute la durée de la complication. Quand il s'agit enfin d'une véritable rechute, on voit l'exacerbation nouvelle reproduire le type rémittent du déclin d'une manière frappante. C'est bien alors une nouvelle période de la maladie qui recommence. C'est donc bien une rechute. »

Basé sur l'éruption des taches rares lenticulaires et sur la marche de la température, le diagnostic sera plus facile à poser et d'une certitude absolue.

PRONOSTIC.

En général, les rechutes de la fièvre typhoïde ne sont pas graves. Elles sont plus bénignes que le premier accès de cette fièvre. Des quelques cas de rechutes que nous avons observés, un seul s'est terminé par la mort. Buch (1) n'a trouvé que 15 processus de rechutes de fièvre typhoïde sur 500 autopsies qu'il fit d'individus ayant succombé à cette affection. Dans un cas observé par Triefelder, un seul fut suivi de mort. Des dix malades traités par Murchison, un seul mourut : c'était une femme qui fit un avortement, et l'auteur en question attribue sa mort à cet accident, plutôt qu'à la gravité de son affection.

(1) Buch (Archiv. fur physiolog. Heilkunde), 1861.

Le pronostic n'est grave que lorsque le malade se trouve très-affaibli au début de la rechute par la première attaque.

Murchison a cependant observé des rechutes qui ont été accompagnées d'accidents dont il n'avait pas été témoin pendant le cours de l'infection première. Dans deux cas, il a constaté de violents accès de délire, et dans deux autres cas une diarrhée incoercible, dont les malades n'avaient pas été atteints pendant la première attaque. L'un de ces malades avait eu une fièvre typhoïde tellement bénigne que le diagnostic aurait été douteux, s'il n'avait pas eu pour le confirmer l'apparition des taches rosées lenticulaires. Chez ces malades la seconde attaque de fièvre typhoïde fut plus grave que la première.

Ce qui doit faire réserver le pronostic, c'est la fréquence des complications qui peuvent survenir chez les malades atteints de fièvre typhoïde.

Ces complications, se manifestant chez des individus accablés par la première maladie, rendent le pronostic très-grave. Les auteurs sont unanimes pour dire que c'est à elles et non pas à l'infection typhoïde que sont dus les cas de mort qui ont été signalés dans la rechute.

Tout médecin prudent devra exposer, au malade et aux personnes qui l'entourent, le danger sérieux auquel on s'expose en reprenant trop tôt ses occupations et ses habitudes. La rechute peut être suivie des accidents les plus graves. Il suffit pour s'en convaincre de se reporter au travail d'élimination et de cicatrisation qui se passe dans l'iléon et les glandes-mésentériques, sans compter le danger des complications qui peuvent se succéder sur tous les points de l'économie, et produire des convalescences interminables quand elles n'entraînent pas la mort du malade.

TRAITEMENT.

Le traitement de la rechute de la fièvre typhoïde n'offre rien de particulier à noter. La seule indication qui soit rationnelle, c'est de combattre dès le début l'état d'adynamie qui ne va pas tarder à se montrer. Nous nous trouvons en effet en face d'un malade qui a dû faire les frais d'une longue maladie, dont les forces sont prostrées, dont l'amaigrissement est extrême, et ce même malade doit encore lutter contre une seconde infection qui ne sera pas en général, il est vrai, d'une aussi longue durée, ni aussi grave que la première, mais qui exigera néanmoins, de la part de son organisme, une certaine force de résistance pour l'aider à triompher de la maladie. De ces considérations découle la nécessité d'un traitement tonique. Nous donnerons à ces malades, comme boisson, la limonade vineuse; la diète complète leur serait plus nuisible qu'utile : le malade prendra toujours du bouillon de bœuf au moins deux fois par jour, et 250 grammes de vin de Bordeaux. L'extrait de quinquina, à la

dose de 3 à 4 grammes dans un julep gommeux,
si l'adynamie n'est pas trop prononcée, ou dans
une potion cordiale, si le malade est dans le col-
lapsus, sera pour lui un puissant tonique. Des
bains entiers, à la température de 20 degrés,
dans lesquels le malade restera un quart-d'heure,
ou mieux encore des lotions froides faites sur tout
le corps, deux à trois fois par jour, avec une
éponge imbibée de vin aromatique, le préserve-
ront des dangers de la calorification fébrile, et
seront des auxiliaires précieux du traitement. Il
sera bon, dès le début, de faire prendre au malade un ou deux verres d'eau de Sedlitz, pour
vider les intestins des matières qui pourraient
s'y décomposer, si elles y étaient retenues, et
pour éviter les fâcheux effets de la constipation.

Observation I.

Fièvre typhoïde légère. — Rechute. — Guérison.

Leclerc (Eugène), 23 ans, homme de peine,
entre le 11 mars 1874, à l'hôpital de la Charité,
dans le service de M. Empis, salle Saint-Michel,
n° 16.

Le malade raconte qu'il habite Paris depuis
deux ans et que sa santé a toujours été fort bonne.
Huit jours auparavant, il a été pris de céphalalgie, de malaise général, de sensation de brise-
ment dans les membres, et il a dû cesser son travail. Il a gardé le lit jusqu'au moment de sa ren-
trée à l'hôpital, et les symptômes qu'il accuse

n'ont fait que s'accroître. De plus, il a eu des épistaxis et deux fois il a été pris de vomissements.
Il n'a pas eu de diarrhée ; les selles ont été nor-
males et régulières. Il se plaint de mal de tête,
de fatigue ; il ne répond qu'avec peine aux questions qu'on lui adresse. La langue est rouge,
sèche et collante.

L'examen de son ventre permet de constater
à l'inspection, l'existence de taches rosées lenticulaires en fort petit nombre, et de taches ambrées plus nombreuses sur l'hypogastre et sur
les cuisses. La pression sur la fosse iliaque droite
y détermine de gros gargouillements, et sur les
ganglions inguinaux une douleur assez vive pour
que le malade s'en plaigne.

Par la percussion, on constate que la rate est
plus augmentée de volume dans le sens vertical
que dans le sens horizontal. En pinçant fortement
les biceps du malade, on détermine le bourrelet
musculaire, dont la formation par ce moyen a été
signalée dans les maladies infectieuses.

En appliquant l'oreille sur les deux côtés de
la poitrine, on entend dans toute son étendue de
gros râles sibilants. P. 112, T. A. 39,2

Le 12 mars. même état. Tremblement fibril-
laires, soubresauts des tendons. Deux pilules de
musc. Tisanes émollientes. P. 108. T. 39,4.

Le soir, pas de selles, Le malade est plus abattu
que le matin. Ventre un peu ballonné. P. 112.
T. A. 40°.

Le 13, matin. Le malade a un peu moins de

céphalalgie. Moins de bourdonnements. P. 100. T. A. 39,5.

Le soir, les poumons sont moins congestionnés. Le malade n'a pas eu de selles. Les taches ambrées persistent sur l'hypogastre et le haut des cuisses. P. 108. T. A. 39°

Le 14, au matin, amélioration sensible. P. 92. T. A. 38°.

Le soir, le malade est plus abattu que le matin. P. 100. T. A. 39,8.

Le 15. La temp. du matin est de 38,1, le soir, 39,4.
Le 16.   «   »   37,6,   »   39.
Le 17.   »   »   37,7,   »   39,4.
Le 18.   »   »   37,7,   »   37,8.
Le 19.   »   »   37,2,   »   37,4.

Le 30, le malade commence à prendre de la nourriture. Il se lève et se promène dans la salle. La convalescence s'établit sans troubles pendant sept jours. Ce n'est que le 26 le matin, que l'on trouve le malade très-abattu, se plaignant de céphalalgie, de vertiges et de bourdonnement d'oreilles. On constate de la matité dans la région splénique.

Le 28. Le malade se plaint d'un point de côté au niveau de la région splénique qui est douloureuse à la pression. Rien dans la poitrine. La fièvre est intense. Pouls à 112. La fosse iliaque droite est douloureuse à la pression qui n'y détermine pas de gargouillements. La langue rouge à la pointe, est un peu sèche.

Le 29, au matin. Fièvre assez intense. T. A. 38,2.

Le soir. Fièvre très-intense. T. A. 41. P. 112. La fosse iliaque est douloureuse. Le ventre est ballonné. Rien dans la poitrine, abattement assez considérable. La langue est rouge, sèche et collante.

Le 30, au matin. P. 100. T. A. 39.

Le soir, réapparition des taches rosées lenticulaires. P. 96. T. A. 39,6.

Le 31, au matin. Toujours céphalalgie intense. T. A. 38,2.

Le soir. Le malade se plaint de coliques et de diarrhée. La pression détermine toujours de grandes douleurs au niveau de la rate. On détermine la formation du bourrelet musculaire aussi bien que dans la première attaque de la fièvre typhoïde.

Le 1er avril. T. A. du matin 38,8 et du soir 38,4.

Le 2	»	»	»	38,2	»	39,3.
Le 3	»	»	»	37,6	»	39.
Le 4	»	»	»	37,2	»	37,4.

La convalescence s'établit franchement. Au bout de 15 jours, le malade quitte l'hôpital parfaitement guéri.

OBSERVATION II.

Fièvre typhoïde grave. — Rechute. — Guérison.

Antonietti (Augustin), âgé de 17 ans, fumiste, entre à l'hôpital de la Charité, dans le service de M. Empis, salle Saint-Michel, n° 6.

Le maláde qui habite Paris depuis 6 ans, n'a eu, en fait de maladies antérieures, qu'une rougeole en 1865. C'est au milieu d'une parfaite santé qu'il a été atteint de l'affection qui l'oblige à rentrer à l'hôpital.

Le 2 décembre, il est pris d'un malaise général avec céphalalgie intense, sensation de faiblesse dans les membres, vertige, bourdonnement d'oreilles. L'appétit se perd, la soif devient très-vive. Un ipéca qui lui est ordonné, établit une diarrhée séreuse qui persiste les jours suivants, jours pendant lesquels les symptômes s'aggravent.

Le 6, en se rendant à son travail qu'il avait continué tant bien que mal, Antonietti tombe à terre, ne pouvant plus se soutenir sur ses jambes.

Le 9, il se décide à rentrer à l'hôpital.

Le 10, à la visite du matin, on trouve le malade dans l'état suivant : décubitus dorsal, stupeur très-prononcée. Le malade répond lentement, mais avec netteté, aux questions qu'on lui adresse. La nuit précédente, passée dans l'insomnie, n'a point été agitée et s'est terminée sans que le malade ait eu du délire. La céphalalgie, la fatigue et le malaise général prédominent dans l'état du malade. Ils augmentent dans la position assise qui détermine des vertiges et des troubles de la vue. Le malade, sujet aux épistaxis avant sa maladie, n'en a pas eu depuis. La langue sèche, légèrement collante, est rouge sur les bords et à la pointe, avec enduit blanchâtre au centre. On aperçoit quelques fuliginosités sur les lèvres et sur les dents. Le malade n'a ni nausées ni vomissements ; son appétit est nul. Le ventre est aplati et légèrement excavé, fort sensible à la pression, surtout au niveau de la fosse iliaque droite où elle détermine un gargouillement très-prononcé, se prolongeant jusque dans la fosse iliaque gauche.

Les ganglions inguinaux tuméfiés sont douloureux à la pression. La rate n'est pas augmentée de volume. Le foie ne déborde pas les fausses côtes.

L'auscultation de la poitrine permet d'entendre quelques râles sibilants et sous-crépitants, en arrière et à la base des poumons ; ces râles sont fort rares et ne se font entendre que dans les grandes inspirations.

L'auscultation du cœur fait constater que le claquement des valvules sygmoïdes semble dédoublé.

La chaleur de la peau n'est pas très-forte. Le pouls assez développé bat 64 fois à la minute. La température de l'aisselle est de 38,1. Le malade se plaint d'une soif ardente.

Traitement. — Fomentations sur le ventre. Boissons : limonade, sirop de groseilles, eau vineuse. Alimentation : bouillon.

Le soir, en même temps qu'une céphalalgie plus vive, se manifestent des douleurs passagères dans les membres, de l'hyperesthésie le long du rachis et sur les cuisses. Le ventre présente un léger ballonnement qui contraste avec la rétraction observée le matin.

La peau est le siége d'une douleur fort vive qui incommode beaucoup le malade. P. 72. T. A. 39,5.

Le 11. Après une nuit calme, sans délire, troublée seulement par quelques rêvasseries, le malade passe une assez mauvaise journée. Le matin, le mal de tête est moins violent. Il est survenu un peu de toux et pourtant les râles ont disparu de la poitrine. Enfin, le ventre est plus sensible, et la langue est sèche et collante. P. 72, T. A. 38,3.

Dans l'après-midi, selles liquides très-abondantes. Le malade ressent une chaleur excessive dans tout le corps ; en même temps, augmentent la céphalalgie, le vertige et les bourdonnements d'oreilles qui accablent le malade. La fièvre est beaucoup plus intense. P. 80. T. A. 40.

Le 12, au matin, le malade se réveille couvert de sueurs. Il est moins accablé que la veille : pas de douleurs à la région splénique. La pression exercée sur la fosse iliaque droite et sur les ganglions inguinaux qui y correspondent détermine une douleur très-vive et pas de gargouillements. Le ventre est légèrement ballonné. La langue tes rouge et sèche, sans enduit fuligineux. Le malade a quelques nausées dans la matinée. P. 76. T. A. 38,8.

Le soir, chaleur accablante dans tout le corps, comme la veille. Le malade n'a pas eu de garde-robes dans la journée. P. 80. T. A. 39,8.

Le 13, au matin, la peau est le siége d'une chaleur très-vive. L'auscultation de la poitrine ne révèle rien d'anormal. Le ventre est déprimé; le gargouillement de la fosse iliaque est très-marqué, trois selles se sout succédé dans la journée.

Le soir, même prostration, même chaleur à la peau. De plus, douleurs vives dans le ventre et oppression considérable. La poitrine auscultée, fait entendre en arrière des râles sibilants très-nombreux. P. 76. T. A. 40,5.

Le 14. au matin, même état. P. 80. T. A. 39,7.

Le soir, léger épistaxis. De nombreux râles sous-crépitants se font entendre surtout du côté gauche de la poitrine. P. 88. T. A. 40,8.

Le 15. La nuit précédente a été très-agitée, mais sans délire. Le ventre du malade est très-affaissé et toujours douloureux. On constate sur les parois de l'abdomen l'apparition de taches rosées lenticulaires. La céphalalgie semble avoir diminué. P. 92. T. A. 40,3.

Le soir, le malade a eu une selle diarrhéique dans la journée. P. 92. T. A. 40,5.

Le 16 au matin, l'état général est le même. Il y a eu cinq selles depuis la veille, les râles ronflants et sous-crépitants abondent en arrière et des deux côtés de la poitrine. P. 84. TA. 40.

Le soir. L'hyperesthésie est toujours vive le long du rachis et sur les cuisses. P. 84. TA = 40°.

Le 17, au matin. Les râles sibilants ont diminué. P. 84. TA = 39° 8.

Le soir. Quelques taches rosées ont apparu dans la journée à la partie inférieure de la poitrine. P. 88. TA $= 40°$ 3.

Le 18, au matin. Le malade se plaint d'avoir passé la nuit dans l'insomnie en proie à une chaleur excessive. Il a eu 2 selles diarrhéiques avant le jour. Le ventre est très-ballonné et très-dur. P. 80. TA $= 39°$ 1.

Le soir. La céphalalgie et le bourdonnement d'oreilles sont très-intenses. P. 88. TA $= 39°2$.

Le 19, au matin. Le malade a encore passé une mauvaise nuit. P. 88. TA $= 39°2$.

Le soir. Les symptômes de la veille se manifestent encore. P. 96. TA $= 40°4$.

Le 20, au matin. Quoique le malade ait passé une nuit assez calme et qu'il ait dormi quelques heures, il présente un aspect typhique beaucoup plus prononcé que les jours précédents. Il répond avec netteté, mais aussi avec beaucoup de lenteur aux questions qu'on lui adresse. La langue est toujours rouge et collante. De nouvelles taches rosées lenticulaires ont paru à la base de la poitrine. Météorisme abdominal et sensibilité très-grande de la fosse iliaque droite.

Le soir. L'auscultation révèle de nombreux râles sibilants des deux côtés de la poitrine. P. 88. TA $= 39°$.

Le 21. L'état du malade est aussi grave que les jours précédents ; la nuit s'est passée sans sommeil. Pour la première fois, il a eu des selles involontaires ; la langue est complètement dépouillée de son épithélium. La céphalalgie et la surdité sont très-accusées; la respiration est difficile. L'auscultation de la poitrine fait entendre des râles sibilants dans toutes ses parties.

Le 22. Le malade est toujours dans le même état. P. 84. T. vespérale = 39°8.

Le 23. Le malade a eu du délire dans la nuit et des selles involontaires. Le délire a cessé dans la matinée; prostration extrême.

Le 24. Le délire a reparu dans la nuit et continué le matin à la visite, mais avec moins d'intensité que dans la nuit.

Le soir. Fièvre intense; le délire reprend son intensité de la nuit précédente. P. 104. TA = 40°7.

Le 25. Légère amélioration dans l'état du malade; le délire a disparu avant la visite; les taches rosées disparaissent à la base de la poitrine.

Le 26. La pression détermine une douleur très-vive dans les régions iliaque et splénique; les taches rosées ont complètement disparu; délire dans la journée.

Le 27. Respiration difficile; râles sibilants très-nombreux; application de ventouses sèches; subdelirium dans la nuit.

Le soir. Le malade est moins gêné pour respirer.

Le 28. La nuit a été moins mauvaise que les précédentes.

Le 29. Le malade a eu encore du délire dans la nuit. Nouvelle application de ventouses pour combattre la congestion pulmonaire qui s'est reproduite.

Le 30, au matin. La nuit a été moins mauvaise. Le malade a eu fort peu de délire. P. 94. TA = 39°8.

Le soir. Moins de prostration dans l'état du malade. P. 100. TA = 39°8.

Le 31. Le délire a complètement disparu; amélioration sensible; la langue, couverte d'un enduit blanchâtre, très-amincie sur les bords, est collante et assez humide.

Le 1ᵉʳ janvier 1874. Le malade se trouve un peu mieux; son aspect typhique commence à disparaître. Il expectore des mucosités bronchiques.

Le 2. L'amélioration continue. Le malade commence à demander les objets qui lui sont nécessaires.

Température vespérale = 39°4.

Le 3. La nuit a été fort bonne. T. vesp.=39°6.

Le 4. Température vespérale = 38°6.

Le 5. Le malade, dont l'état général est très-satisfaisant, mange une côtelette; mais dans le milieu de la journée, il se plaint d'un peu de raideur dans les jambes. On aperçoit du muguet dans sa bouche.

Température vespérale = 39°5.

Le 6. Le muguet a disparu; il existe encore un peu d'engorgement des ganglions inguinaux; transpiration abondante dans la journée.

Le 7, au matin. Le ballonnement a disparu; pas d'eschares au sacrum. TA. $= 35°7$.

Le soir. Le malade a eu des selles solides dans la journée. TA $= 38°4$.

Le 8, au matin. TA $= 36°$. Le soir $= 38°8$.

Le 9, » » $= 35°4$. » $= 38°4$.

Le 10, » » $= 36°1$. » $= 38°2$.

11 janvier. Le malade entre en convalescence. Au bout de quelques jours, il est assez fort pour se promener dans la salle; tout fait prévoir qu'il est en bonne voie de guérison, lorsque dans la nuit du 21 au 22 janvier, ses voisins remarquent qu'il a un peu de délire. Cependant, le 22 au matin, l'état du malade est satisfaisant et la température est normale. Le lendemain, le malade se sent très-fatigué et garde le lit toute la journée. Le jour suivant, le malaise ne fait que s'accroître, et le 24 janvier, c'est-à-dire treize jours après la terminaison du cycle fébrile, les symptômes qu'il présente sont assez manifestes pour permettre de diagnostiquer une rechute. En effet, en même temps que l'insomnie, la céphalalgie et les bourdonnements d'oreilles réapparaissent, le malade représente exactement le facies typhique qu'il avait eu pendant la première attaque. De plus, il a une toux légère, sans que l'auscultation permette de trouver des râles dans la poitrine. Les ganglions du pli de l'aine sont tuméfiés de nouveau, et plus à droite qu'à gauche; cet engorgement est aussi douloureux

qu'il l'a été pendant l'attaque primitive. La langue est d'un rouge sale.

Le 25. Gargouillements fins dans la fosse iliaque droite.

Le 26. Diarrhée, râles nombreux dans la poitrine.

Le 27. On remarque sur l'abdomen une éruption de taches rosées lenticulaires. Le malade a 2 selles dans la journée; elles sont diarrhéiques. Il n'y a plus de doutes sur l'existence d'une rechute, car la température vespérale atteint 40°.

Le 28, au matin. La langue est rouge et collante. TA = 40°.

Le soir. P. 108. TA = 40°3.

Le 29. Léger épistaxis pendant la nuit. Le malade est très-fatigué et n'a pas de selles dans la journée.

Température vespérale, 38°8.

Le 30. Température vespérale, 38".

Le 31. Température vespérale, 37°8.

Le 1er février. Tous les symptômes de la fièvre typhoïde ont disparu. La convalescence s'établit franchement.

La température vespérale n'atteint que 37°6.

Le malade reste encore pendant cinq semaines à l'hôpital.

Le 10 mars, au matin, jour où il devait partir pour Vincennes, on lui trouve la face très-animée, et une coloration très-rouge de la peau du tronc.

Cette rougeur, attribuée à l'émotion causée au

malade par son départ, coïncide cependant avec un mouvement fébrile manifeste qui se maintient pendant quelques jours. Les appareils, interrogés attentivement les uns après les autres, ne rendent pas compte de cette exacerbation fébrile. Le matin, la température est à 38°4, et le soir à 39°6.

Le 11, au matin. TA = 38°; le soir, 39°2.
Le 12,   »   »   37°6; »   38°2.
Le 13,   »·   »   37°2; »   38°4.
Le 14,   »   »   38°6; »   37·4.

A partir de ce jour, la température vespérale se maintient au chiffre normal, et le mouvement fébrile disparaît complètement. La convalescence se continue et dix jours après, le malade part pour Vincennes, complètement rétabli.

OBSERVATION III.

Fièvre typhoïde. — Rechute. — Mort. — Autopsie.

Vincent (Gaston-Armand), 16 ans, porteur de volailles aux Halles, entre le 8 novembre 1873, à l'hôpital de la Charité, dans le service de M. Empis, salle Saint-Michel, n° 15.

9 novembre. Ce jeune homme, sur lequel on a peu de renseignements, ressentait depuis deux ans de vives douleurs dans les oreilles, sans avoir eu de la surdité. Il est alité depuis le mercredi 5 novembre. Il présente un facies typhique et une hébétude extrême. Il répond à peine aux questions qu'on lui adresse et ne se plaint que

d'une douleur à la région parotidienne droite. Cette région tuméfiée est un peu luisante, sans rougeur appréciable ; elle est légèrement chaude au toucher ; rien de semblable du côté gauche. Les mouvements de déglutition sont conservés.

Le malade n'a pas eu d'épistaxis ; pas de céphalalgie, de bourdonnements d'oreilles. Il est pris de vertiges lorsqu'on le met sur son séant. La langue est fort rouge, principalement sur les bords. Météorisme abdominal considérable, sans diarrhée et sans gargouillements dans les fosses iliaques. Ventre douloureux à la pression, ainsi que les ganglions transversaux de l'aine qui sont en même temps durs et tuméfiés.

Éruption très-abondante de taches rosées lenticulaires ; pas de toux ; rien dans la poitrine ; le cœur paraît sain. On trouve un peu de tendance au dédoublement du premier bruit.

Grande difficulté de la parole qui est presque éteinte et présente parfois des intonations rauques qui n'empêchent pas le malade de se faire comprendre ; la fièvre est vive. P. 110. TA = 40°.

On prescrit une bouteille d'eau de Sedlitz, des fomentations sur le ventre, bouillon et potages légers. La purgation détermine 4 selles diarrhéiques, à la suite desquelles le ventre reprend un peu de souplesse.

Le 10, au matin. P. 100. TA = 39°8.

Le soir, TA = 40°.

Le 11. Le ballonnement abdominal a reparu ; la diarrhée s'est établie ; on trouve du gargouillement dans la fosse iliaque droite; sensibilité extrême à la région splénique.

Le matin. TA = 39°8; le soir, 40°2.

Le 12. Un peu de toux; quelques râles sibilants en arrière de la poitrine; le gonflement de la région parotidienne a disparu; la langue est collante, rouge comme le premier jour. TA = 39°4.

Le 13. La langue et les dents sont couvertes d'un enduit fuligineux; la soif est très-vive; diarrhée continuelle.

P. 108. Température vespérale, 40°5.

Le 14. Peau chaude, stupeur, hébétude considérables. Pas de céphalalgie, ni rêvasseries, ni délire pendant la nuit. P. 104. Température vespérale, 39°6.

Le 15. Il existe encore des taches rosées; ganglions inguinaux toujours engorgés, diarrhée, météorisme abdominal. P. 98. Température vespérale, 39°3.

Le 16. Peau moins chaude, fièvre moins vive. Température vespérale, 38°9.

Le 17. L'enduit fuligineux a disparu sur les dents, les lèvres et la langue; respiration nette; pas de taches rosées; la voix n'est pas encore normale.

Le 18. La température du matin est de 37°. Elle se maintient à ce chiffre avec des exacerbations vespérales, variant de 6[10° de degré à 1 degré, jusqu'au 26 novembre. Pendant tout ce temps, il se produit une grande amélioration dans l'état général du malade. La céphalalgie disparaît, la respiration est normale, la langue est rouge, mais humide; peu d'appétit; le ventre reprend peu à peu son volume normal; les selles, quoique diarrhéiques, sont volontaires et régulières. Seul le facies conserve un peu d'hébétude.

Mais le 26 novembre au matin, sans cause appréciable, sans qu'on pût accuser un écart de régime, il y eut une nouvelle manifestation de tous les symptômes.

Le 27. Le pouls bat 120 fois à la minute, et la température remonte à 39°, le lendemain à 40°. La langue est de nouveau dure, sèche et noire, des fuliginosités couvrent les dents; les selles toujours diarrhéiques deviennent involontaires; pas de toux, rien dans la poitrine.

Le 29. La prostration est extrême; le malade est immobile dans le décubitus dorsal, indifférent à tout ce qui se fait autour de lui; il pousse à peine quelques gémissements quand on le retourne sur son lit. Sa voix est aphone, et quand il veut parler, il ne parvient qu'à émettre des sons rauques et inarticulés.

Le 30. Un peu de toux, on entend dans la poitrine quelques râles sibilants disséminés, plus abondants en arrière et en bas, où ils sont mélangés à quelques râles sous-crépitants. De nouvelles taches rosées apparaissent en petit nombre sur l'abdomen; la température est à 40° et s'y maintient les jours suivants.

Le 3 décembre, les taches rosées ne se retrouvent plus. Des eschares siégent au sacrum. Quelques furoncles se montrent au niveau du grand trochanter droit et dans la région lombaire.

Le malade est considérablement amaigri, c'est à peine s'il peut prendre du bouillon et du potage.

Le 5. Les eschares s'étendent de toutes parts. De nouvelles éruptions furonculeuses se voient sur les fesses et au niveau des trochanters. La peau est toujours chaude. Le pouls est à 110. La température à 40° vers le soir.

Le 6 et le 7. Pas la moindre amélioration dans l'état du malade.

Le 8. Le malade est dans le dernier degré d'émaciation. Face décharnée laissant voir à travers les téguments les saillies du squelette facial. Prostration extrême. Langue sèche et dure au toucher. Diarrhée abondante. Selles involontaires. Le météorisme abdominal disparaît. Le ventre est en carène. La région splénique est toujours dure au toucher. Aphonie persistante. Pouls très-fréquent et très-petit. Il se déclare, comme au début, un gonflement de la région parotidienne gauche, qui est tuméfiée, chaude et un peu rosée. La douleur que détermine la pression ne tire pas le malade de son état de somnolence.

Le 10. Les eschares du sacrum et le foyer des furoncles ont gagné en étendue. Prostration extrême, T A = 39°5.

Le 12. Etat général de plus en plus grave. La tuméfaction de la région parotidienne a diminué.

Le 13. Mort à six heures du soir.

Autopsie. — *Thorax.* — A l'ouverture de la poi-

trine, les poumons se rétractent. Pas d'adhérences, ni d'épanchement dans les plèvres. Les
poumons ne présentent à noter qu'un peu de
congestion hypostatique. On ne trouve ni tuber-
cules, ni abcès métastatiques.

Quelques grammes de sérosité se sont épan-
chés dans le péricarde.

Le cœur, de petit volume, n'offre pas de lésions.

Abdomen. — A l'ouverture on ne note pas d'é-
panchement. Pas d'adhérences entre les anses
intestinales, ni entre ces dernières et les parois
de l'abdomen. Cependant, le grand épiploon re-
plié sur lui-même de bas en haut, vient adhérer
au bord supérieur du foie, dans la partie de ce
bord qui va du sillon horizontal au ligament
triangulaire gauche. Les feuillets de cet épiploon
présentent une coloration jaune d'ocre due à un
liquide situé en arrière de lui, et qui imbibe tous
les tissus environnants. L'épiploon se détache
assez facilement du foie. On distingue alors net-
tement une poche limitée en haut par la face inférieure du lobe gauche du foie, en arrière par la
face antérieure de l'estomac, en bas par le côlon
transverse, et en avant par le grand épiploon. On
trouve une fausse membrane d'environ 7 à 8 10
de millimètre, discontinue à la face inférieure du
foie, mais continue dans tout le reste de la cavité
dont elle tapisse les parois. Cette pseudo-mem-
brane adhère peu aux tissus qu'elle revêt. Elle est
friable, se déchire facilement, et sa couleur est
jaune d'ocre.

Toute la poche est remplie d'une bouillie dont il est difficile d'affirmer la provenance et la nature. Sans doute, il s'est fait dans ce point un peu de péritonite circonscrite. La sensibilité de la région durant la vie, semble justifier cette hypothèse. Il n'est pas impossible non plus d'admettre que la couleur spéciale du liquide enkysté ne soit due à la transsudation des éléments de la bile. L'intestin ne présente pas, au voisinage de ce kyste, d'ulcération qui puisse légitimer l'idée d'une perforation. Les organes adjacents, foie, vésicule du fiel, rate, etc., ne présentent rien de particulier. Les intestins revenus sur eux-mêmes, offrent un aspect rubané. L'instestin grêle et le gros intestin sont enlevés, et examinés après lavage à grande eau.

Dans presque toute sa longueur, l'intestin grêle présente dans la muqueuse une fine injection des artérioles, mais dans l'iléon, cette injection est plus forte, et il en résulte une teinte pourprée de la muqueuse. Psorentérie très abondante dans la partie supérieure de l'intestin. Elle diminue de confluence à mesure que l'on avance vers l'iléon. Les ulcérations dont les plaques de Peyer sont le siége offrent deux variétés très-distinctes. Les premières (et ce sont les plus nombreuses) sont saillantes, à contours irrégulièrement frangés, avec un bourrelet périphérique de couleur rouge vineux, se dégradant peu à peu pour se perdre dans l'injection circonvoisine. Elles présentent un fond jaunâtre, granuleux et

mou, limité par un bord légèrement taillé à pic.
La marge de la valvule de Bauhin en est criblée.
Ces ulcérations se sont produites pendant la rechute. Les secondes, plus âgées, déjà parvenues
à la période de cicatrisation, sont peu saillantes,
assez molles au toucher, sans villosités et à fond
blanchâtre. On les trouve en petit nombre près
de la valvule iléo-cæcale, et elles sont encore plus
rares dans le reste de l'intestin grêle. Ces ulcérations datent de la première attaque de la dothiénentérie.

Psorentérie dans le gros intestin. On n'y voit
pas de follicule ulcéré. Aucune perforation n'existe
dans toute la longueur du tube digestif. La rate,
de volume moyen, est friable et se déchire facilement. La déchirure est grenue, à gros grains,
et sa couleur est brune. Le foie, de volume normal, ne présente rien de particulier ; on n'y
trouve pas d'abcès métastatiques. Pancréas normal. Les reins, de volume ordinaire, sont criblés
d'une quantité innombrable de petits points jaunes
variant de la grosseur d'une lentille à celle d'un
petit pois, qui forment des saillies obrondes à la
surface des reins. La capsule de Malpighi se détache assez difficilement à leur niveau. Ces petites
saillies se crèvent et laissent échapper une sub-
stance visqueuse, puriforme, de couleur tirant
sur le vert clair. Ce sont, d'après M. Cornil, autant de petits abcès métastatiques. Après évacua-
tion, chacun de ces petits abcès laisse voir un
foyer tapissé par une membrane lisse, peu épaisse

et fort adhérente au parenchyme rénal. Une coupe pratiquée à travers les reins fait évaluer à 40 ou 50 le nombre des abcès que chacun renferme à son intérieur.

Tête. — On ne trouve rien de particulier dans l'encéphale, ni dans les méninges. Les cartilages du larynx sont intacts.

Paris. A. Parent, imprimeur de la Faculté de Médecine, rue M¹-le-Prince, 31.

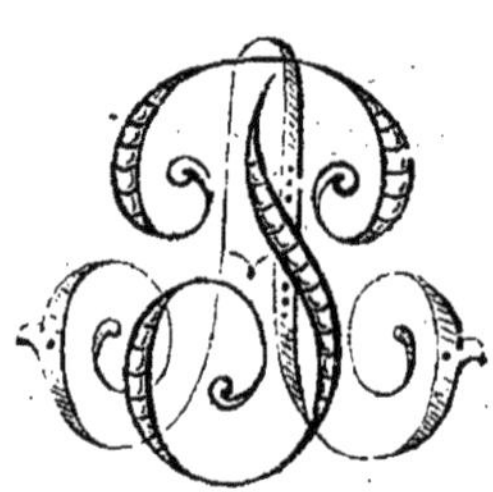

www.ingramcontent.com/pod-product-compliance
Ingram Content Group UK Ltd.
Pitfield, Milton Keynes, MK11 3LW, UK
UKHW021010120726
13693UKWH00004B/1887